# CONTRIBUTION A L'ÉTUDE

# DE LA ROUGEOLE

SURVENANT

DANS LA GROSSESSE & DANS L'ÉTAT PUERPÉRAL

PAR

## Le Dʳ E.-C. CLAVERIE

BORDEAUX

IMPRIMERIE G. GOUNOUILHOU

11, RUE GUIRAUDE, 11

1885

# CONTRIBUTION A L'ÉTUDE

# DE LA ROUGEOLE

SURVENANT

DANS LA GROSSESSE & DANS L'ÉTAT PUERPÉRAL

PAR

Le Dr E.-C. CLAVERIE

BORDEAUX
IMPRIMERIE G. GOUNOUILHOU
11, RUE GUIRAUDE, 11

1885

# CONTRIBUTION A L'ÉTUDE

# DE LA ROUGEOLE

SURVENANT

## DANS LA GROSSESSE & DANS L'ÉTAT PUERPÉRAL

---

## INTRODUCTION

Au mois d'avril dernier se produisit dans le service de la clinique obstétricale un cas de rougeole chez une accouchée. Il fut isolé et bénin.

M. le professeur Moussous nous rappela soigneusement combien cette fièvre éruptive chez les femmes enceintes et en couches était réputée rare, et nous engagea à faire des recherches qui éclaircissent, autant que possible, la question, si incertaine dans les traités classiques, de la rougeole dans la grossesse et dans l'état puerpéral.

Notre tâche, entreprise sur ces données de notre excellent maître, nous fut bientôt facilitée par le fait d'une épidémie de rougeole, sans relation contagieuse aucune avec le cas cité précédemment.

Les choses se passèrent ainsi : notre première accouchée, guérie, avait quitté le service le 3 mai, et depuis un mois et demi il ne s'était plus présenté de cas de rougeole, lorsque, le 20 juin, fut portée d'une salle de l'hôpital à la clinique une femme en travail et chez qui l'exanthème apparut deux jours après l'accouchement.

Le lendemain 21 juin, venant de la ville où la rougeole existait d'une façon intense, nous arrivait une femme également en travail et de plus en pleine éruption morbilleuse. On pourvut aussitôt à son isolement.

Enfin, le 22 juin, accouchait une troisième femme qui était depuis le 14 dans le dortoir des femmes enceintes, où il n'y avait aucun cas de fièvre éruptive. Elle séjourna vingt-quatre heures seulement auprès de la malade du 20 juin, dans la salle des accouchées. Mais cette femme avait contracté en ville le germe de l'affection qu'elle présenta et qui se manifesta chez elle, du 24 au 30, par une série d'accidents éruptifs très curieux.

Il n'y eut, du fait de la rougeole, aucune complication de l'état puerpéral chez les quatre patientes. Deux accouchements se firent à terme; les deux autres eurent lieu prématurément. l'un à six mois et demi, l'autre à huit mois. Dans tous, la marche du travail fut normale, le travail lui-même ne fut suivi d'aucun accident. — Des deux enfants nés à terme, l'un n'a rien présenté de particulier; son état s'est maintenu satisfaisant; l'autre a subi une éruption de roséole généralisée; il est mort quelques jours après, de sclérème et d'hémorrhagies.

L'enfant né à six mois et demi de la grossesse, très chétif, n'a survécu que cinq heures; celui qui était né plus près du terme (huit mois) fut envoyé aux hospices à l'âge de huit jours. Parti en bon état, il mourut seize jours plus tard d'athrepsie.

Joints à la première observation, ces trois nouveaux cas, évidemment étrangers les uns aux autres, et qui, d'une façon générale, ne relèvent que de l'épidémie existant en ville, furent une véritable bonne fortune pour notre sujet. De longtemps peut-être il ne sera pas donné de rencontrer dans l'espèce une série pathologique aussi nette que celle que nous venons d'observer.

Nous avons intitulé notre travail : *Contribution à l'étude de la rougeole survenant dans la grossesse et dans l'état puerpéral.* Le pronostic de cette affection chez la femme enceinte ou en couches est bien le point capital sur lequel porte la divergence d'opinion des auteurs. Néanmoins, nous n'avons pas voulu nous limiter à la question du pronostic, nous réservant de considérer la rougeole au point de vue non seulement de la mère, mais encore de l'enfant. Il y a en effet des exemples de rougeole congénitale, et l'on ne saurait légitimement les distraire de l'étude de la rougeole pendant la grossesse.

Nous prions M. le professeur Moussous, qui nous a inspiré ce travail et nous a aidé de ses précieux conseils, de recevoir, pour tout ce que nous lui devons, le témoignage de notre profonde reconnaissance.

Que M. Lefour, agrégé, et M. Hirigoyen, chef de clinique obstétricale, qui ont bien voulu nous fournir des documents et de très utiles indications, veuillent bien agréer nos sincères remerciements.

## DIVISION DU SUJET.

Notre travail comprendra trois chapitres.

Dans un premier chapitre, nous ferons l'historique de la rougeole des femmes grosses et en couches.

Le deuxième réunira les observations qu'il nous a été donné de recueillir sur la matière. Nous distinguerons :
1º Les observations de rougeole où l'avortement a eu lieu ;
2º Celles où il y a eu accouchement prématuré ;
3º Celles où l'accouchement a eu lieu à terme ;
4º Celles dont la lecture nous laisse indécis sur le point suivant : à savoir si l'accouchement a eu lieu à terme ou bien prématurément.
Nous ferons suivre ces observations d'un tableau subdivisé en cinq parties. Les quatre premières parties résumeront respectivement les quatre catégories d'observations précitées, La cinquième partie du tableau donnera pour mémoire diverses indications qui, vu leur état incomplet, n'ont pu rentrer dans le cadre des quatre autres.

Le troisième chapitre sera consacré à la rougeole survenant dans la grossesse et dans l'état puerpéral.

Enfin, nous tirerons nos conclusions.

# CHAPITRE PREMIER

## HISTORIQUE

Dès le commencement du xvii<sup>e</sup> siècle, Fabrice de Hilden cite la première observation connue de rougeole survenant dans la grossesse et dans l'état puerpéral. — Rœsler, Ledel et Egbert furent témoins de cas semblables que Martin Schurig a consignés dans son *Embryologie*, publiée en 1732. Le mérite de ces observations est d'avoir été faites, surtout la première, à une époque où beaucoup de médecins confondaient encore volontiers l'exanthème de la rougeole avec les exanthèmes de la variole et de la scarlatine, de cette dernière principalement. Nous savons en effet que, malgré la description distincte des trois grandes pyrexies laissées par Sydenham dès la fin du xvii<sup>e</sup> siècle, description importante et regardée comme classique par Trousseau, la confusion reparaît encore après lui; à cent ans de distance de Sydenham, W. Watson admet qu'il existe entre la rougeole et la scarlatine le même rapport qu'entre la variole discrète et la variole confluente. — Levret, contemporain de l'œuvre de Martin Schurig, avait vu, lui aussi, la rougeole sévir sur des femmes enceintes ou en couches. Il formulait un pronostic des plus sévères.

De 1732 à nos jours, il ne sera plus parlé de la rougeole dans la grossesse et dans l'état puerpéral que d'une façon incidente. D'après Barrier (*Traité des maladies de l'enfance,* 1861), Rosen de Rosenstein, dans son *Traité de pathologie infantile,* paru en 1778, dit qu'il a observé la rougeole chez des nouveau-nés. Pour cet auteur, « les » femmes grosses ou en couches sont très exposées si » elles sont prises de cette maladie. » Mais il ne dit pas formellement si les nouveau-nés qu'il cite tenaient la rougeole de leurs mères. — A une époque plus rapprochée de nous, Heim et Vogel, à propos d'observations personnelles de rougeole chez des nouveau-nés, nous laissent de même ignorer si les mères étaient atteintes de cette fièvre éruptive. (Barrier, traité cité.) — Guersant et Blache, Rilliet et Barthez, Jacquemier, pour avoir affirmé positivement que des nouveau-nés avaient pris l'exanthème maternel, ne nous laissent pas moins regretter que ces cas d'exanthème de femmes grosses ou en couches aient échappé à leur attention et soient, en définitive, autant de cas perdus pour une étude encore à faire.

On trouve dans Schneider, Kiwisch, Thomas, des traces d'observations de rougeole dans la grossesse et dans l'état puerpéral; malheureusement tout cela est fort incomplet; il serait difficile d'en tirer aucune conclusion.

Hedrich, Grisolle, Cazeaux, Kunze, fournissent au sujet des documents y ayant trait d'une façon beaucoup plus directe que les documents dont nous avons déjà parlé.

Mais c'est surtout à Bourgeois (de Tourcoing), à Simpson, à MM. Adolphe Dumas (de Montpellier), Chausit, Doléris, Gautier (de Genève), Francis Bleynie (de Limoges) que l'on doit les observations et les travaux qui tendent à donner corps à la question.

Disons toutefois que depuis 1879, année où parut dans

les *Annales de Gynécologie* le travail de M. Gautier et où, répondant à son appel, M. Bleynie publia à son tour, dans ces mêmes annales, deux cas qui lui étaient propres, l'histoire de la rougeole dans la grossesse et dans l'état puerpéral s'est peu enrichie de faits nouveaux. Les quatre observations que nous aurons à citer ultérieurement, et qui ont été relevées dans le service de M. le professeur Moussous par M. le Dr Hirigoyen, son chef de clinique, nous paraissent être les seules connues depuis la relation de M. Bleynie.

Nous avons éliminé à dessein de l'historique de notre sujet les cas restés absolument indéterminés sous le rapport de la rougeole des mères, et qui ne figurent guère que pour mémoire à la cinquième partie de notre tableau.

Nous ne comptons donc, depuis Fabrice de Hilden et Sydenham, jusqu'à ce jour, que quarante et un exemples de rougeole des femmes grosses ou en couches. — Sur ce chiffre, treize seulement sont antérieurs à la première étude d'ensemble faite sur la question par M. Bourgeois en 1861, au cours de son mémoire intitulé : *Influence des maladies de la femme pendant la grossesse sur la santé de l'enfant.* — Vingt – huit exemples, parmi lesquels plusieurs assez complets, nous sont pour ainsi dire contemporains. Il nous faut comparer ces nombres. La proportion des observations est devenue double, depuis 1861, du nombre afférent à près de trois siècles. Et cependant les épidémies de rougeole ne sévissent plus de nos jours, comme autrefois, sur des populations qui en soient, depuis longtemps, absolument indemnes; en d'autres termes, nous avons presque tous payé tribut à cette maladie dès notre enfance, et la rougeole des

adultes, des femmes enceintes et en couches en particulier, est exceptionnelle. C'est l'opinion de M. Siredey. « La rougeole est extrêmement rare, » dit-il, chez
les accouchées; « il n'est cependant pas impossible de la
» rencontrer. » (Siredey, *Des Fièvres éruptives dans le cours
de la puerpéralité*. Paris, 1884.)

Il résulte de ces considérations que l'histoire de la
rougeole dans la grossesse et dans l'état puerpéral ne
cesse d'être confuse qu'à partir de 1861. Les opinions
des auteurs sont très multiples; la discussion en sera
plus utilement faite dans ce qui va suivre.

# CHAPITRE II

## OBSERVATIONS D'AVORTEMENT

1° *Observation due au professeur* THOMAS, *citée par* M. GAUTIER
(de Genève).

La femme avorte et meurt.

2° *Cinq observations de* M. BOURGEOIS.

(Extraites de son *Mémoire sur l'influence des maladies de la femme
pendant la grossesse sur la santé des enfants.*)

Nous avons observé quinze cas de rougeole sur des femmes grosses; huit d'entre ces femmes ont avorté ou accouché avant terme. Chez les autres la grossesse n'a pas été entravée par la maladie. Cinq ont mis au monde des enfants non viables. Trois ont accouché prématurément dans le septième ou huitième mois de la grossesse. Voici comment les choses se passaient. Chez les femmes dont la grossesse n'était que de deux à cinq mois, la maladie a suivi son cours ordinaire; mais elle était d'autant plus grave que l'époque de la gestation était plus avancée. Les prodromes de l'avortement se manifestaient vers la fin de la maladie. Ce n'était ordinairement que un, deux ou trois jours après que l'avortement avait lieu, quelquefois même la maladie étant terminée.

## OBSERVATIONS D'ACCOUCHEMENTS PRÉMATURÉS

1° *Observation due à* FABRICE DE HILDEN.

(Extraite du travail de M. Gautier, de Genève.)

La femme d'un conseiller de la République de Berne étant arrivée à la moitié du neuvième mois de sa grossesse, fut atteinte d'une fièvre intense et maligne; peu après, la rougeole apparut. Au quatrième jour de la maladie, les douleurs survinrent; un enfant vint au monde tout le corps couvert de taches de rougeur. La mère et l'enfant, gravement malades durant quelque temps, guérirent tous deux.

2° *Observation due à* LEDEL, *cité par* SCHURIG.

(Extraite du travail de M. Gautier, de Genève.)

Une femme accoucha dans les derniers mois de sa grossesse au milieu d'une éruption de rougeole; l'enfant vint au monde le corps couvert de taches rouges. La mère guérit. (Le sort de l'enfant n'est pas mentionné.)

3° *Observation due à* EGBERT, *cité par* SCHURIG.

(Extraite du travail de M. Gautier, de Genève.)

Une femme atteinte de rougeole accoucha avant le terme normal. (L'âge du fœtus n'est pas indiqué.)

4° *Observation due à* ROESLER, *cité par* SCHURIG.

(Extraite du travail de M. Gautier, de Genève.)

Une femme atteinte de rougeole au septième mois de sa grossesse avorte et meurt.

5° *Observation due à* M. DOLÉRIS, *cité par* M. GAUTIER (de Genève).

(Extraite des *Archives tocologiques,* 1874.)

Aline Mercier, âgée de vingt et un ans, arrive à l'heure des cliniques, le 17 avril 1874, à une heure du matin, en proie aux douleurs vives et fréquentes qui caractérisent un travail déjà avancé.

Cinq heures après son entrée, elle accouche d'un enfant pesant à peine 750 grammes, qui meurt peu après sa naissance; il est manifestement né avant terme.

La mère nous apprend que sa grossesse ne date que de six mois environ; elle a eu ses dernières règles au mois d'octobre dernier.

Aucun accident n'a signalé la phase de la gestation; la malade exerce une profession qui nécessite peu de fatigue; elle travaille assise. C'est à peine si elle a éprouvé quelques troubles dyspeptiques, tels que dégoûts pour certains aliments, nausées parfois, mais jamais de vomissements.

Huit jours avant son arrivée à l'hospice, elle a commencé à ressentir quelques douleurs lombaires vagues, accompagnées de courbature, de malaise général, avec un sentiment de faiblesse et de pénible lassitude.

Ces phénomènes, peu accentués quoique persistants, ne l'empêchèrent pas de vaquer à ses occupations habituelles. Cependant, vers la fin du premier septénaire, cet état se compliqua d'un léger mouvement fébrile; il s'y joignit de la constipation, de la perte d'appétit et une soif assez vive. La langue devint saburrale et les yeux larmoyants.

C'est par hasard, dans l'après-midi du huitième jour, que la malade s'aperçut que son visage, déjà congestionné dès le matin, présentait une sorte de pointillé rouge vif sur un fond plus pâle, dû à l'éruption de taches très nombreuses, légèrement saillantes et ressemblant exactement aux taches de la rougeole. Il est important de noter qu'ayant été atteinte de cette maladie dans sa première enfance, et s'étant crue désormais à l'abri, elle fut loin de songer qu'il s'agissait d'une seconde apparition de cette affection. Ne se sentant pas plus malade qu'à l'ordinaire, elle se coucha le soir à son heure habituelle; elle fut réveillée le matin vers huit heures par quelques douleurs dans l'abdomen. Effectivement le travail commençait. Les douleurs continuèrent toute la journée. Elle arrive dans la salle le lendemain matin à une heure.

Il est facile de constater sur toute la surface du corps une éruption rubéolique manifeste; les taches sont excessivement nombreuses, de couleur rouge vif, légèrement acuminées pour la plupart, particulièrement abondantes sur le visage, les parties latérales du cou, la poitrine et les mains.

La conjonctive est congestionnée, les yeux et le pharynx sont le siège de légers picotements; la muqueuse buccale est rouge, la langue blanche et sèche; la fièvre ne présente pas une grande intensité, la poitrine est sonore à la percussion, elle n'offre à l'auscultation aucun bruit anormal. D'ailleurs la malade ne tousse pas.

L'évolution des taches a suivi son cours. A la fin du quatrième jour elles ont complètement disparu. Du reste l'état général a été fort peu troublé; il est aujourd'hui des plus satisfaisants. La malade se dispose actuellement à quitter l'hôpital.

### 6° *Observation due à* M. BLEYNIE (de Limoges).

(Extraite des *Annales de Gynécologie,* novembre 1879.)

Anna P..., âgée de vingt ans, est prise de rougeole à la fin du huitième mois de sa grossesse. Nous étions alors (février 1879) en pleine épidémie. L'éruption se fait bien, mais, dès le début, les phénomènes de catarrhe des bronches prennent une très grande intensité. Le 1er mars, après cessation de l'exanthème, cette femme accoucha d'un enfant mort peu de temps avant le travail et ne présentant aucun symptôme de la maladie de sa mère. Bien que l'accouchée offre quelque amélioration dans son état pendant les deux jours suivants, elle succombe le 6 mars à l'asphyxie, résultat de la bronchite générale.

7° *Trois observations dues à* M. Bourgeois.

(Extrait du mémoire cité.)

Trois femmes ont accouché prématurément dans le septième ou huitième mois de leur grossesse. Voici comment les choses se passaient. Quand les femmes, arrivées à la fin de leur grossesse, étaient prises de la maladie, l'accouchement prématuré se faisait dès le début, au milieu de la fièvre et des symptômes graves. L'enfant venait mort-né ou succombait quelques heures, quelques jours après la naissance. La maladie continuait son cours et les femmes se rétablissaient peu à peu. Dans des cas rares on a vu les enfants naître avec la maladie rubéoleuse. Rosen, Vogel en rapportent quelques observations; moi-même j'en ai vu un aussi. L'enfant vécut trois jours et mourut. Il était venu quinze jours avant terme.

8° *Observation due à* Jacquemier.

(Extraite de son *Traité des accouchements*, 1846.)

J'ai vu à la Maternité un enfant né avant terme qui présentait sur toute la face du corps, d'une manière bien tranchée, les caractères de la rougeole dont la mère était atteinte. Il mourut peu d'instants après sa naissance.

9° *Observation due à* M. le Dr Hirigoyen. (Présente thèse.)

Marie L..., domestique, âgée de vingt et un ans, primipare, entre à la clinique le 19 juin, venant d'une des salles de l'hôpital. Cette femme était en puissance de tuberculose pulmonaire depuis six mois; elle n'avait jamais eu la rougeole.

Le 19 juin, à six heures du soir, établissement complet du travail. Les douleurs étaient fortes et fréquentes.

La grossesse se termina le 20 juin à trois heures du matin par un accouchement normal. L'enfant, vivant, pesait 2k700; c'était un garçon né à huit mois de la grossesse. La délivrance fut naturelle.

Depuis l'accouchement jusqu'au 24 juin, la température de la mère alla en s'élevant jusqu'à 40°6.

Le 20 juin, température prise le matin, 37,8; le soir, 37,4.

Le 21 juin, température le matin, 37,8; le soir, 38,8

Le 22 juin, température le matin, 38; le soir, 39,2.

Le 23 juin, température le matin, 38,6; le soir, 39,6.

Épistaxis.

Le 24 juin, température le matin, 40; le soir, 40,6.

Éruption confluente de rougeole, épistaxis, diarrhée légère.

Le 25 juin, température le matin, 38,6; le soir, 39,6.

La montée du lait s'est faite abondante.

Le 26 juin, température le matin, 38,2; le soir, 39.

Lochies peu abondantes.

Le 27 juin, température le matin, 38; le soir, 37,2.

La rougeole est guérie.

Le 28 juin, température le matin, 37,8; le soir, 37.

Le 3 juillet, la femme Marie L... revient dans une salle de méde-cine. Elle y est morte de sa tuberculose le 29 août suivant.

Son enfant, envoyé le 28 juin aux hospices, y est mort le 15 juillet d'athrepsie.

10° *Observation due à* M. le D<sup>r</sup> Hirigoyen. (Présente thèse.)

Marie W.,., portanière, âgée de vingt-cinq ans, tertipare, est portée à la clinique le 21 juin 1884, étant en travail et en pleine éruption de rougeole. L'établissement complet du travail avait eu lieu à six heures du matin; l'accouchement se fit d'une façon normale à une heure de l'après-midi, suivi d'une délivrance naturelle.

L'enfant, une fille très chétive, née à environ sept mois de grossesse (Marie W... avait d'ailleurs eu ses règles, pour la dernière fois, le 25 novembre), mourut au bout de cinq heures, n'ayant pas présenté les symptômes de la maladie dont la mère était atteinte.

La température de la patiente au moment de l'accouchement était de 39,6. Le 1<sup>er</sup> juillet, la malade était parfaitement guérie, sa tempé-rature étant déjà redescendue à la normale depuis trois ou quatre jours. Voici jour par jour le tableau des symptômes offerts par l'accou-chée à partir du 21 juin :

21 juin, température le matin, 39; le soir, 39,6.

Catarrhe bronchique.

22 juin, température le matin, 38,6; le soir, 39.

Epistaxis.

23 juin, température le matin, 38,4; le soir, 38,6.

Diarrhée abondante.

24 juin, température le matin, 38,4; le soir, 38,4.

La diarrhée continue.

25 juin, température le matin, 37,4; le soir, 38,8.

Lochies peu abondantes.

26 juin, température le matin, 37, 2; le soir, 37,8.

Éruption pâlie; un peu d'aphonie, pas de diarrhée.

27, 28, 29, 30 juin, disparition complète de l'éruption et des symptômes catarrhaux, décroissance de la température qui atteint la normale 37.

1er juillet, la femme M. W... sort de l'hôpital guérie.

## OBSERVATIONS D'ACCOUCHEMENTS A TERME

### 1° *Observation due à* HEDRICH.

(Extraite du travail de M. Gautier, de Genève.)

Durant une très forte épidémie de rougeole, la femme d'un journalier, vivant à la campagne, âgée de trente-neuf ans et arrivée au terme de sa grossesse, contracta la rougeole s'accompagnant de fièvre modérée. Au quatrième jour, cette femme, à la suite d'un travail facile, donna naissance à une petite fille qui était elle-même couverte de taches rubéoliques, et souffrait concurremment de symptômes catarrhaux tels que : éternuements, toux, blépharite légère. La mère put nourrir son enfant ; tous deux guérirent.

### 2° *Observation due à* M. BLEYNIE (de Limoges).

(Extraite des *Annales de Gynécologie*, novembre 1879.)

Valérie D..., âgée de vingt-six ans, accoucha à terme, le 13 mars 1879, d'un garçon bien portant. — Quatre jours après l'accouchement, cette femme est prise de rougeole. Cette maladie suit ses phases sans complication apparente. Craignant la contagion pour les autres accouchées, je fais transporter cette femme dans une salle de malades, où elle succomba, le 4 avril, à une métro-péritonite (il n'y avait pas eu, à cette époque, d'autres malades dans les salles de la Maternité), dont les lésions ont été constatées par l'autopsie. L'enfant qui, pendant la rougeole de sa mère, a été allaité par elle, a été atteint de la maladie une dizaine de jours après sa naissance. Il est aujourd'hui bien portant.

### 3° *Observation due à* M. GAUTIER (de Genève).

(Extraite de son travail.)

Pendant l'épidémie assez bénigne de rougeole qui a sévi en février, mars et avril 1874, j'ai observé une dame chez laquelle l'exanthème se manifesta dix heures au plus après son accouchement. Elle n'avait pas eu la rougeole à une époque antérieure.

Mᵐᵉ Y..., vingt-quatre ans, se trouve à la fin du neuvième mois de sa quatrième grossesse. Il n'existe aucun cas de rougeole dans la maison qu'elle habite. Mᵐᵉ Y... a vu la dernière fois sa sœur le 16 mars, veille du jour où l'exanthème est apparu chez celle-ci. Vu son état de grossesse, Mᵐᵉ Y... avait cherché à éviter tout contact avec des malades. Le 27 mars au soir apparaissent chez elle des frissons, de la courbature, une toux fréquente et intense, du coryza, du catarrhe conjonctival ; les mêmes symptômes persistent le 28.

Le 29, à onze heures du soir, la malade accouche d'une fille après un travail facile. Au moment de l'accouchement, le pouls est à 108 ; la peau chaude ; enrouement, coryza, toux. La perte sanguine n'a pas dépassé la quantité normale ; la délivrance naturelle n'a pas été suivie de frissons.

Le lendemain 30 mars, à neuf heures du matin, le visage, le cou et la poitrine sont parsemés de taches de rougeole. Angoisse ; larmoiement ; éternuements ; rien à l'auscultation ; 110 pulsations. Température axillaire, 39,4 ; lochies normales. Mᵐᵉ Y... allaite son enfant qui ne quitte pas sa chambre, ne manifeste aucun malaise ni aucune tache à la peau.

31 mars. — 100 pulsations ; température 37,9 le matin ; 37,5 le soir. L'éruption est très abondante sur le tronc, plus discrète sur les membres.

1ᵉʳ avril — 76 pulsations ; sommeil normal ; appétit. L'éruption pâlit ; les taches ont pris une teinte d'un brun clair ; sécrétion lactée abondante ; l'enfant ne quitte pas la chambre de sa mère ; il tette régulièrement et n'a pas un instant de fièvre, ni aucun symptôme catarrhal. La peau a toujours sa coloration normale. Aucune complication n'est survenue chez Mᵐᵉ Y... Elle a pu se lever deux semaines après son accouchement.

4° *Quatre cas observés par* Grisolle, *deux autres par* Cazeaux.
(Extraits de la thèse d'agrégation de M. Jules Simon, 1866.)

Autant de cas observés sans la moindre perturbation appréciable.

5° *Sept cas observés par* M. Bourgeois (de Tourcoing).
(Extraits de son mémoire.)

Nous avons observé quinze cas de rougeole sur des femmes grosses ; chez sept d'entre elles, la grossesse n'a pas été entravée par la maladie. Chez les femmes dont la grossesse n'était que de deux à cinq mois, la maladie a suivi son cours ordinaire.

6° *Observation due à* Simpson.

(Extraite de sa *Clinique médicale et obstétricale*, 1874. Obs. III. )

Il y a plus d'un an, une dame confiée à mes soins mourut subitement d'une rougeole déclarée peu après l'accouchement. La maladie avait éclaté chez un des enfants plus de quinze jours avant l'époque des couches, et la mère avait été immédiatement séparée de la famille qui habitait à deux milles, à la campagne. On l'avait amenée à la ville et toute espèce de communication directe entre les deux maisons avait été interdite. L'accouchement s'effectua à terme, sans aucune particularité remarquable et elle continua à se bien porter pendant quelques jours. Mais dans l'après-midi du samedi elle eut un violent frisson, auquel succéda, le soir, une fièvre intense et pendant la nuit une grande agitation. Une transpiration copieuse et d'abondantes évacuations, le lendemain matin, améliorèrent beaucoup sa position; mais dans l'après-midi les frissons revinrent suivis d'une forte fièvre, avec chaleur brûlante à la peau et pouls rapide. Vers le matin, la face devint rugueuse et rouge, et il sembla pendant quelque temps qu'une éruption allait recouvrir le visage. Le pouls baissa un peu pendant la matinée, mais les frissons étant revenus dans la troisième après-midi, la patiente s'affaiblit et mourut cinquante-deux ou cinquante-trois heures après le début du premier accès de frisson. L'autopsie, qui fut faite par le Dr Turner, ne révéla aucune lésion spéciale autre que les modifications habituellement rencontrées dans le foie et dans d'autres organes glandulaires chez des patientes succombant à des fièvres rapidement mortelles. Il aurait peut-être été impossible de dire avec une certitude absolue que cette femme en couches mourut d'une attaque de rougeole, mais au moment de sa mort je n'eus aucun doute sur la nature de son affection, et cette opinion se trouva confirmée lorsque, quelques jours après, une éruption de rougeole apparut sur le nouveau-né, bien qu'on l'eût enlevé de l'habitation infectée.

7° *Observation due à* M. le Dr Hirigoyen. (Présente thèse.)

Marie B..., vingt-sept ans, bergère, arrive à la clinique le 23 avril 1884, en pleine éruption de rougeole. Elle venait d'une salle de l'hôpital où elle était traitée pour anémie.

Tertipare. L'époque des dernières règles remonte au 25 juillet 1883.

La femme accoucha (sommet OIDP), le 23 avril à trois heures du soir, d'un garçon vivant à terme et en bon état. La marche du travail avait été des plus régulières. Délivrance naturelle.

La température eut son maximum à 39,4 le lendemain 24 avril, et elle décrut les jours suivants.

24 avril, température le matin, 38,8; le soir, 39,4.

25 avril, température le matin, 38,8; le soir, 38.

26 avril, température le matin, 37,6; le soir, 37,8.

27 avril, température le matin, 38; le soir, 37,6.

28 avril, température le matin, 37,2; le soir, 37.

La mère passe en médecine le 3 mai. Elle en sort le 26 pour y revenir le 27. Elle quitte l'hôpital de nouveau le 9 juin. En un mot, sa profonde anémie l'a rendue une abonnée de l'établissement.

### 8° *Observation due à* M. le Dr HIRIGOYEN. (Présente thèse.)

Marie H...., vingt-trois ans, tailleuse, entre à la clinique le 14 juin. Elle vient de la ville où elle a soigné, dans un garni de la rue Saint-Jacques, un enfant atteint de rougeole.

Secondipare. Sa grossesse n'avait été marquée par aucun accident.

L'établissement du travail se fait le 22 juin à six heures du matin. L'accouchement a lieu, à la suite de douleurs fortes et fréquentes, d'une façon normale, le même jour à une heure du soir. Il est suivi d'une délivrance naturelle. L'enfant, une fille bien conformée, à terme et du poids de 3ᵏ200, est en bon état à sa naissance.

Cette femme avait été voisine de la femme Marie L... (voir : Accouchements avant terme; Observation de M. le Dr Hirigoyen), pendant vingt-quatre heures seulement dans la salle des accouchées; elle n'avait jamais eu la rougeole et avait séjourné huit jours dans le dortoir des femmes enceintes, où il n'y avait aucune fièvre éruptive.

H... a été prise d'accidents éruptifs très curieux.

22 juin, température le matin, 36,8; le soir, 37.

23 juin, température le matin, 36,8; le soir, 36,4.

24 juin, température le matin, 36,6; le soir, 37,4.

Éruption de scarlatine très nette à la face et au tronc.

25 juin, température le matin, 38,6; le soir, 40,2.

26 juin, température le matin, 38,6; le soir, 38,8.

L'enfant présente une éruption généralisée de roséole.

27 juin, température le matin, 38,6; le soir, 38,2.

L'éruption présente des caractères qui font penser aux affections : scarlatine d'abord, puis miliaire, puis rougeole.

28 juin, température le matin, 38; le soir, 38.

Éruption de miliaire au tronc et aux jambes.

29 juin, température le matin, 38,2; le soir, 38.

Desquamation du visage de la mère comme dans la scarlatine.

30 juin, température le matin, 38; le soir, 37,6.

Sclérème de l'enfant; contracture des bras. Quant à la mère, éruption de rougeole très nette sur les cuisses et sur le ventre.

1er juillet, température le matin, 37,7; le soir, 37,7.

L'accouchée offre encore à la face une desquamation par lambeaux comme dans la scarlatine.

2 juillet, température le matin, 38; le soir, 38.

Rougeole encore très nette sur la partie inférieure du corps.

3 juillet, température le matin, 38; le soir, 37,6.

La face et le tronc sont dégagés. Mort de l'enfant par sclérème et hémorrhagies ombilicale et buccale.

4 juillet, température le matin, 37,5; le soir, 37.

La mère passe en médecine. Elle sort de l'hôpital le 24 juillet pour y revenir du 25 août au 15 septembre. Son billet de sortie porte la mention : Rhumatisme et anémie.

## OBSERVATIONS OU L'ON EST INCERTAIN SI L'ACCOUCHEMENT A EU LIEU A TERME OU BIEN PRÉMATURÉMENT.

1° *Observation due à* M. CHAUSIT, *cité par* M. GAUTIER (de Genève).

(Extraite de l'*Union médicale*, 1868.)

Le neveu (d'une femme malade de rougeole récidivée) contracta la rougeole en jouant avec son cousin; puis au seizième jour de sa maladie, il la communiqua aussi à sa mère, qui l'avait eue dans son enfance. L'éruption parut la veille du jour où cette dame accoucha, et son accoucheur m'a dit que le nouveau-né était aussi atteint de rougeole.

2° *Observation due à* RUNZE.

(Extraite du travail de M. Gautier, de Genève.)

Une femme arrivée à la période éruptive de la rougeole mit au monde un enfant; au cinquième jour des couches, l'enfant prit également la rougeole. La mère et l'enfant moururent. (L'auteur ne dit pas si l'accouchement était à terme ou prématuré.)

3° *Observation due à* M. Adolphe DUMAS (de Montpellier).

(Extraite de l'*Union médicale*, 1876. Observations XIII et XIV.)

OBSERVATION XIII. — J'ai accouché, il y a quelques mois, une femme chez laquelle j'ai dû, pour la sixième fois, pratiquer la version. Elle avait eu, il y a quinze ans, un premier accouchement en présentation céphalique; elle a eu successivement six présentations de l'épaule.

Depuis quatorze ou quinze jours, elle soignait sa fille, âgée de trois ans, malade de la rougeole, lorsqu'elle se sentit indisposée et forcée de garder le lit. Une trentaine d'heures après, le travail de l'accouchement commençait, et j'extrayais par les pieds une fille vivante.

Dix-huit heures après l'accouchement, la fièvre devenait plus forte, la toux et l'oppression surtout plus considérables, et le lendemain je constatai une forte éruption rubéolique qui n'eut pas, toutefois, de suites fâcheuses.

OBSERVATION XIV. — La nouveau-née continua de se bien porter pendant les sept premiers jours. Elle tétait une bonne voisine en attendant qu'on lui trouvât une nourrice ; quand, dans la nuit du septième au huitième jour, elle devient inquiète, agitée, très chaude, tousse un peu et refuse le sein. Cet état persiste le lendemain, et le soir et le jour suivant surtout je vois des taches de rougeole sur la face, puis l'éruption envahit tout le corps.

La fièvre continue ; l'enfant est très accablée, tette à peine, et par surcroît de malheur, la nourrice provisoire, la voyant atteinte de cette maladie et craignant pour son propre enfant, refuse de lui donner le sein.

La fièvre suit son cours sans autre accident, et la petite fille est dans un état satisfaisant au bout d'une semaine.

Cette enfant est morte ensuite, au quarantième jour, par défaut d'alimentation (gastro-entérite).

#### 4° *Observation due à* M. CHAMPETIER DE RIBES.

(Empruntée à la thèse du Dr Legendre, 1881, intitulée : *Étude sur la scarlatine chez les femmes en couche*.)

ROUGEOLE APRÈS L'ACCOUCHEMENT. — ÉRUPTIONS SUCCESSIVES. — GUÉRISON.

J..., vingt-deux ans, entre le 3 mars 1878 à la Maternité, service de M. Tarnier, pavillon n° 8.

Grossesse normale, travail régulier, accouchement normal le 3 mars, sommet OIGP. Délivrance naturelle.

Le 6 mars, montée du lait.

Le 8, céphalalgie, la malade n'a pas dormi la nuit dernière ; pas d'appétit ; léger larmoiement. Température, 38,6.

Le 9, mal de tête vif ; les lochies sont fétides. Température, 40,3.

Le 10, diarrhée, moins de céphalalgie. Température, 40,5.

Même état jusqu'au 15 ; l'utérus revient sur lui-même et la température redescend à la normale. Le mal de tête est moins accentué, et la peau redevient fraîche.

Le 16, rétention d'urine, maux de tête, larmoiement, coryza, rien sur la peau, température, 38,4.

Le 17, peau chaude; l'utérus est revenu dans l'excavation; la miction est naturelle; température, 38.

Le 18, même état. Matin, 38°; soir, 40.

Le 19, on remarque sur toute la surface du corps une éruption à caractères différents à la figure, au tronc et aux membres.

A la face, l'éruption est confluente, elle occupe les joues, le front, le menton; elle est constituée par des taches rouges formant une élevure appréciable au doigt; elles sont irrégulières, tantôt rouges, tantôt sombres, et présentant l'aspect rubéolique. Les yeux ne sont pas injectés, il n'y a pas de photophobie, pas de larmoiement.

Sur le tronc, notamment sur la poitrine, les taches en se réunissant forment des îlots irréguliers ressemblant absolument à ceux de la rougeole.

Sur le ventre, quelques grandes marbrures.

Au niveau des membres, taches arrondies, isolées, rouges et sombres; elles sont très rapprochées du rouge pur intense sur certaines parties; plus foncées et plus larges vers la racine des membres et surtout au niveau des plis de l'aine.

La malade tousse, mais il n'y a pas de râles dans la poitrine. Coliques intestinales, température le matin, 38,6; le soir, 39,4.

Le soir, on constate sur les avant-bras de nouvelles taches d'un rose clair. Toux, transpiration abondante.

Le 20, taches moins colorées à la face, plus foncées à la poitrine, plus nombreuses et plus sombres aux bras et aux jambes. Peau chaude, langue en bon état; appétit nul. Le soir, l'éruption semble s'éteindre. Température, 38; soir, 39,4.

Le 21, l'éruption est presque nulle à la poitrine, au dos, aux membres supérieurs; les taches sont très manifestes et plus abondantes aux membres inférieurs. La peau est chaude, la langue saburrale. Transpiration abondante. Toux (quelques râles dans les poumons). Desquamation furfuracée par places sur le visage, température 38; soir, 39.

Le 22, l'éruption est disparue presque partout, même aux membres inférieurs. La desquamation par petite poussière fine commence à se produire sur toute la partie supérieure du tronc.

Signes de la bronchite. Température, 39. Rien du côté du ventre. Un frisson léger dans la journée.

Le 23, l'éruption est entièrement disparue; la desquamation commence sur les jambes; température, 39.

Pas de modifications jusqu'au 28; la température revient à la normale.

Le 29, nouvelle éruption sur la poitrine; les taches sont du même aspect que dans la première éruption, pourtant un peu moins nombreuses et moins colorées.

Langue humide, transpiration. Rien à la gorge, mais encore des râles sous-crépitants dans la poitrine. Le soir, quelques taches sur la face; température, 39.

Le 30, l'éruption s'étend et prend l'apparence rubéolique. Larmoiement et toux fréquente.

Le soir, elle augmente encore d'intensité et gagne les membres supérieurs; température, 38; soir, 39,4.

L'éruption est presque totalemeut nulle le 3 avril et l'état général est amélioré. La desquamation se reproduit.

Le 6 avril, troisième éruption moins vive que les précedentes, sûr la face, les bras et les jambes; pas de larmoiement. Température, 37; soir, 39,6.

Elle disparaît le lendemain et ne donne pas lieu à la desquamation. La température s'abaisse de nouveau les jours suivants; et la bronchite double, après quelques jours d'acuité, passe définitivement à la résolution. La malade, guérie, part pour le Vésinet le 20 avril.

L'enfant n'a pas eu d'éruption semblable à celle de la mère; mais il est athrepsique et est envoyé aux Enfants-Assistés.

## TABLEAUX DES OBSERVATIONS

1° *Rougeole et avortement* (six cas).

| AUTEURS. | BIBLIOGRAPHIE. | Où en était la rougeole quand l'avortement a eu lieu. | Où en était la grossesse quand l'avortement a eu lieu. | Sort des mères. | Sort des enfants |
|---|---|---|---|---|---|
| Thomas (un cas). | *Ziemmsenn's Handbuch der speciallen Pathologie* (1874). | ? | ? | Mort. | ? |
| Bourgeois (cinq cas). | *Mémoires de l'Académie de médecine*, t. XXV (1861). | C'était vers la fin de la rougeole que se manifestaient les prodromes de l'avortement; un, deux, trois jours après, l'accouchement avait lieu; quelquefois même la maladie terminée. | Après cinq mois. | La rougeole n'est pas sans danger pour la mère. Le danger est plus grand dans la grossesse que dans l'état puerpéral. | Enfants non viables. Morts. |

2º *Rougeole et accouchement prématuré* (douze cas).

| AUTEURS. | BIBLIOGRAPHIE. | Où en était la rougeole quand l'accouchement prématuré a eu lieu. | Où en était la grossesse quand l'accouchement prématuré a eu lieu. | Sort des mères. | Sort des enfants. |
|---|---|---|---|---|---|
| Fabrice de Hilden (un cas). | *Observ. chirurgic. centur.* IV. Observ. 53. | Au quatrième jour de la rougeole, l'exanthème déjà apparu. | A huit mois et demi. | La mère, gravement malade durant quelques jours, guérit. | L'enfant, né avec la rougeole, gravement malade durant quelques jours, guérit. |
| Ledel (un cas). | Cité par Martin Schurig, *Embryologia* (1732, Dresde et Leipzig). | A la période d'exanthème. | Dans les derniers mois. | Guérison. | Enfant né avec la rougeole. Ensuite? |
| Egbert (un cas). | Même bibliographie que ci-dessus. | Idem. | Avant terme. | ? | ? |
| Rœsler (un cas). | Idem. | ? | Au septième mois. | Mort. | ? |
| Doléris (un cas). | *Archives de tocologie* (1874). | Deuxième jour de l'exanthème d'une rougeole récidivée. | A six mois et demi. | Guérison en peu de jours. | L'enfant meurt peu d'heures après sa naissance. |
| Bleynie (un cas). | *Annales de gynécologie.* (Novembre 1879) | L'exanthème avait disparu. | Fin du huitième mois. | Femme morte au cinquième jour des couches, d'asphyxie. | Enfant mort peu de temps avant le travail. |
| Bourgeois (trois cas). | *Mémoires de l'Académie de medecine,* t. XXV (1861). | Dès le début de la rougeole, au milieu de la fièvre et des symptômes graves. | Du septième au huitième mois. | La maladie continuait son cours, et les femmes se rétablissaient peu à peu. | Enfants morts-nés, ou succombant quelques heures, quelques jours après leur naissance. |
| Jacquemier (un cas). | *Traité des accouchements.* | ? | Avant terme. | ? | L'enfant, né avec la rougeole, mourut peu après sa naissance. |
| Dr Hirigoyen (un cas). | Présente thèse. | Invasion de la rougeole au début. | A huit mois. | Accouchement normal. La rougeole suit son cours, sans troubler les suites de couches. La femme meurt de tuberculose, deux mois après son accouchement. | L'enfant, né à huit mois, va aux hospices étant en assez bon état, à l'âge de huit jours. Il y meurt d'athrepsie seize jours plus tard, à l'âge de vingt-quatre jours. |
| Dr Hirigoyen (un cas). | Idem. | En pleine éruption de rougeole. | A sept mois. | Accouchement normal. Suites de couches non troublées par la rougeole, qui parcourt ses phases classiques. | État très mauvais de l'enfant, qui meurt cinq heures après sa naissance. |

3° *Rougeole et accouchement à terme* (dix-neuf cas).

| AUTEURS. | BIBLIOGRAPHIE. | Où en était la rougeole quand l'accouchement à terme a eu lieu. | Sort des mères. | Sort des enfants. |
|---|---|---|---|---|
| Hedrich (un cas). | *Neue Zeitsch. f. Geb.* (1844). | Quatrième jour de la rougeole. | Travail facile. La mère put nourrir son enfant. Guérison. | L'enfant né avec la rougeole, guérit. |
| Bleynie (un cas). | *Annales de gynécologie* (nov. 1879) | Période d'incubation | La rougeole suit ses phases sans complication apparente. La femme meurt de métro-péritonite, vingt-deux jours ap. l'accouchement. | L'enfant, qui eut la rougeole dix jours après sa naissance, guérit. |
| Gautier (un cas). | *Annales de gynécologie* (mai 1879) | Veille de l'éruption. | Guérison en deux semaines. | Enfant en bon état. |
| Grisolle (quatre cas). | *Pathol. interne.* | L'auteur ne dit pas à quelle époque de la grossesse la rougeole éclata. — La grossesse continua son cours et l'accouchement eut lieu en dehors de la rougeole elle-même. | Rien de particulier à noter, puisque les femmes n'avaient plus la rougeole depuis longtemps, au moment de l'accouchement. | Rien de particulier à noter; pour la raison ci-contre. |
| Cazeaux (deux cas). | *Traité des accouchements.* | Idem. | Idem. | Idem. |
| Bourgeois (sept cas). | *Mémoires de l'Académie de médecine*, t. XXV (1861). | Comme dans les six cas précédents, la rougeole avait éclaté longtemps avant que l'accouchement eût lieu. L'auteur parle des cinq premiers mois de la grossesse. | La grossesse n'a pas été entravée par la maladie, quand la rougeole a éclaté la grossesse étant de deux à cinq mois. Donc, rien de particulier à noter sur le sort des mères au moment de l'accouchement. | Rien non plus de particulier à noter pour les enfants, la rougeole de la mère ayant disparu depuis déjà longtemps. |
| Simpson (un cas). | *Clinique obstétricale et médicale* (1878). | Invasion de la rougeole au cinquième jour des couches; donc, accouchement pendant l'incubation de la rougeole. | Femme morte six jours après l'accouchement. | L'enfant, devenu rubéoleux dix jours après sa naissance, guérit. |
| Dʳ Hirigoyen (un cas). | Thèse présente. | En pleine éruption. | Accouchement normal. Guérison. Suites de couches heureuses comme s'il n'y avait pas eu de rougeole. | Enfant vivant à terme, bien portant, n'a rien présenté. |
| Dʳ Hirigoyen (un cas.) | Idem. | A la fin de l'incubation et au début de l'invasion. | Eruptions scarlatineuse, miliaire et morbilleuse, simultanées. Guérison après treize jours. | Roséole de l'enfant. Sclérème et hémorrhagies. Mort à l'âge de douze jours. |

4° *Rougeole et accouchement à terme...? ou bien prématuré...?* (quatre cas).

| AUTEURS. | BIBLIOGRAPHIE. | Où en était la rougeole quand l'accouchement a eu lieu. | Sort des mères. | Sort des enfants. |
|---|---|---|---|---|
| Chausit (un cas). | *Union médicale* (1868). | Deuxième jour de l'exanthème d'une rougeole récidivée. | ? | L'enfant était atteint de rougeole à la naissance. Ensuite? |
| Kunzé (un cas). | *Lehrb. de pract. medic.* Leipzig (1873). | Pendant l'exanthème. | ? | L'enfant prit la rougeole au cinquième jour des couches. Il mourut. |
| Adolphe Dumas (un cas). | *Union médicale* (1876). | Début de l'invasion. | Accouchement par la version. La rougeole n'eut pas de suites fâcheuses. | Invasion de la rougeole au septième jour après la naissance. Guérison. Mort indépendante de la rougeole quarante jours après la naissance. |
| Champetier de Ribes. | Thèse de Legendre (*Etude sur la scarlatine des femmes en couches*) (1881). | Incubation. | Guérison après éruptions diverses successsives. | L'enfant n'a pas eu d'éruptions semblables à celles de la mère; mais il est athrepsique et est envoyé aux Enfants-Assistés. Ensuite? |

5° *Observations indéterminées de rougeole. L'âge de la rougeole, l'âge de la grossesse, le sort de la mère, celui de l'enfant, sont autant de renseignements absents dans la plupart des cas.*

| AUTEURS | BIBLIOGRAPHIE | NOTES |
|---|---|---|
| Guersant et Blache (un cas). | *Dictionnaire en 30 volumes*, volume XXVII, et *Pathologie infantile*, (1883). | L'enfant naquit avec la rougeole. |
| Bohn (un cas). | *Handbuch der Kinder Krankheiten* (Tubingen, 1877). | L'enfant naquit exempt de rougeole. Il vécut. |
| Rosen de Rosenstein (nombre indéterminé de cas). | *Maladies des enfants* (1878). | Enfants rubéoleux en naissant, d'après Bourgeois. Mais Barrier se demande s'ils tenaient la rougeole de leurs mères. |
| Heim (nombre indéterminé de cas). | Cité par Barrier dans son *Traité des maladies de l'enfance* (1861). | Idem. |
| Vogel (nombre indéterminé de cas). | Idem. | Idem. |
| Rilliet et Barthez (un cas). | *Maladies des enfants* (1853). | Enfant né avec la rougeole dont la mère était atteinte. |
| Kiwisch (nombre indéterminé de cas). | Cité par Nægelé et Grenser, *Traité des Accouchements.* | ? |
| Thomas (un cas). | *Ziemmssenn's Handbuch*, t. VI. | M. Gautier, de Genève, n'a pu se procurer ce cas. ? |

# CHAPITRE III

## Rougeole survenant dans la grossesse et dans l'état puerpéral

Tandis que la scarlatine affecte plus spécialement les nouvelles accouchées que les femmes enceintes, la rougeole partage avec la variole le privilège d'apparaître aussi bien pendant la grossesse que dans l'état puerpéral.

La rougeole alors est régulière, en ce sens qu'elle suit ses périodes comme sur un sujet simple. Il serait inutile autant que puéril d'entreprendre la description de cette maladie, du moment que la grossesse et l'état puerpéral ne lui ôtent aucun de ses caractères.

Nous n'avons donc à présenter de développements que pour les points qui ont le plus préoccupé les auteurs, c'est-à-dire l'influence de la rougeole sur la durée de la grossesse;

Sur l'accouchement lui-même;

Sur les suites de couches;

Sur la santé de l'enfant;

Réciproquement, l'influence de la grossesse et de l'état puerpéral sur la rougeole.

### Influence de la rougeole sur la durée de la grossesse.

Pour nombre d'auteurs, la rougeole a une influence fâcheuse sur la durée de la grossesse.

Schneider (*J. de Siebold*, 1832) dit : « Des femmes en-

» ceintes furent atteintes de rougeole, et la plupart avor-
» tèrent. »

Berndt (*Analect f. Kinder Krankh.*, Stuttgard, 1837) :
« La rougeole chez les femmes enceintes amène fréquem-
» ment l'avortement ou l'accouchement prématuré. »

On lit dans le *Traité d'accouchements* de Chailly-Honoré
que la rougeole est une des causes qui abrègent la durée
de la grossesse, en activant singulièrement les contrac-
tions utérines, et tendant ainsi à détruire le produit.

Jacquemier écrit, dans son *Traité des accouchements* :
« On a vu des enfants naître prématurément, ayant les
» caractères de l'éruption rubéolique, les mères étant
» affectées de la même maladie. »

Joulin attribue également à la rougeole une influence
notable sur la marche de la grossesse.

D'autres auteurs : Levret, Rosen de Rosenstein, Gardien, Nægelé, Kiwisch, Bohn, ne disent pas formellement
quelle est l'influence de la rougeole sur la grossesse, ni
si elle détermine l'avortement ou l'accouchement prématuré ; mais comme ils reconnaissent d'ailleurs qu'elle
expose à de très grands dangers, on est en droit de
penser que le plus prochain de ces dangers est d'abréger
la durée de la grossesse.

Nous l'avons vu, six exemples d'avortement et douze
d'accouchement prématuré viennent à l'appui de l'opinion : la rougeole a une influence fâcheuse sur la durée
de la grossesse.

Ce sont surtout les huit cas dont parle le mémoire
de M. Bourgeois (de Tourcoing), qui ont jusqu'ici attiré
le plus l'attention. C'est d'eux, en effet, qu'il est question
dans la *Thèse d'agrégation* de M. J. Simon (1866); dans
le *Traité de l'avortement* de M. Garimond (1873); dans

l'article *Rougeole* rédigé par **M. A.** d'Espine (*Nouveau Dictionnaire de médecine et de chirurgie pratiques*). D'après **M. J.** Simon, **M.** Tarnier n'accepte plus qu'avec réserve, depuis le mémoire de **M.** Bourgeois, l'assertion de Grisolle, à savoir que la rougeole ne cause pas chez les femmes enceintes « la moindre perturbation appréciable ».

A côté de huit exemples qui impliquent un pronostic fâcheux, **M.** Bourgeois en place sept autres où l'accouchement a eu lieu à terme. « Chez sept femmes, dit-il, » la grossesse n'a pas été entravée par la maladie. »

Il fait de plus remarquer que, « chez les femmes dont » la grossesse n'était que de deux à cinq mois, la maladie » suivait son cours ordinaire » et les femmes accouchaient à terme.

Dans six observations, dues à MM. Grisolle et Cazeaux, la grossesse continua son cours malgré la rougeole, et les femmes accouchèrent à terme, guéries depuis un certain temps de cette maladie.

Depuis combien ? Ces auteurs nous le laissent ignorer. On peut jusqu'à un certain point supposer que, par analogie avec les cas notés par **M.** Bourgeois, la rougeole avait atteint les patientes dès les premiers mois de leur grossesse.

**M.** Bourgeois ayant établi ces distinctions, passées inaperçues pour tous ses devanciers, ajoute que, au point de vue de l'avortement et de l'accouchement prématuré, « la maladie était d'autant plus grave que » l'époque de la gestation était plus avancée. »

Dix-huit cas, dont six avortements et douze accouchements prématurés, justifient dans une certaine mesure cette dernière assertion. Notons cependant qu'un de ces cas a été révoqué en doute, C'est celui cité par **M.** Doléris; il s'agit d'un accouchement prématuré survenant pendant une rougeole récidivée. MM. Hervieux et Gautier (de Genève), le premier devant la Société médicale du XIX⁰ arrondissement de Paris; le second dans les *Annales de Gynécologie,* ont fortement motivé l'objection. Pour eux, c'était une éruption morbilliforme qui avait été prise pour une récidive légitime de rougeole. MM. Hervieux et Gautier sont en cela d'accord avec l'opinion générale.

Cependant, depuis quelques années, on a noté plusieurs cas de récidive de rougeole non douteux. Assez souvent, sans doute, un érythème finement ponctué, répandu sur le corps entier ou sur une partie du corps, ne peut en aucune manière, sous le rapport de la forme de l'éruption, être distingué de celui de la rougeole; mais outre la forme de l'éruption, il y a encore, pour juger la rougeole, les symptômes généraux : larmoiement, enchifrènement, catarrhe bronchique précédant ou accompagnant l'éruption. Or, M. Doléris a parfaitement noté ces divers points, et nous n'exceptons point son observation.

La première des deux observations avant terme relevées par M. le docteur Hirigoyen mentionne soigneusement chez la femme l'antécédent morbide : tuberculose pulmonaire, diathèse qui peut aussi valablement être incriminée que la rougeole elle-même.

Les accouchements faits à terme malgré la rougeole intercurrente étant au nombre de dix-neuf, l'influence de celle-ci est représentée par six pour les avortements et par douze pour les accouchements prématurés. Nous obtenons donc, pour l'ensemble, la proportion 48.6 0/0, qui s'éloigne peu de celle : 44.4 0/0, résultant de la conversion des chiffres donnés par M. Bourgeois.

Cette proportion, dans l'état actuel de nos connaissances, ne saurait être considérée comme absolue. Beaucoup d'observations, en effet, n'ont pas été prises d'une façon suffisamment rigoureuse pour emporter conviction complète. L'état général de la femme, ses antécédents morbides auraient dû être mentionnés avec un soin extrême. Il faudrait en un mot savoir si l'accouchement prématuré, si l'avortement ressortit à la rougeole et rien qu'à la rougeole.

D'autre part, il ne faut pas oublier que beaucoup d'avortements, dans les premiers mois de la grossesse, se font à l'insu du médecin. La proportion centésimale 16.2, qui est celle des avortements, ne doit être affirmée, elle non plus, qu'avec réserve. Enfin, ce qui peut encore faire varier cette proportion 16.2, celle des accouchements prématurés 32.4, et la proportion d'ensemble 48.6, ce sont les quatre cas où nous sommes restés indécis si l'accouchement a eu lieu à terme, ou bien s'il était prématuré. Ces quatre cas n'ont point été comptés dans nos calculs.

Quant à l'âge précis de la grossesse où les avortements et accouchements prématurés se sont faits, nous retenons ce qui suit :

*Avortements.* — L'âge de la grossesse n'a pas été noté, une fois;

L'avortement a eu lieu après cinq mois (Bourgeois), cinq fois.

*Accouchements prématurés.* — L'âge de la grossesse n'a pas été noté, trois fois.

Les autres accouchements prématurés se sont effectués :
A six mois et demi, une fois;
A sept mois, deux fois;

Du septième au huitième mois, quatre fois;
A huit mois, une fois;
A huit mois et demi, une fois.

### Influence de la rougeole sur l'accouchement.

Les femmes observées par Schneider avortèrent, « non » sans courir de grands risques, » dit cet auteur. Bohn écrit de même, d'une façon générale, que la rougeole expose la femme à de très grands dangers.

Levret admet que la marche de la nature dans ses opérations critiques pour la guérison de la maladie ne manque pas d'être troublée par le travail de l'accouchement et *vice-versâ*.

Nægelé et Grenser, après avoir dit, avec Kiwisch, que la rougeole peut avoir, assez souvent, une influence fâcheuse sur la marche du travail lui-même, « qui peut » être tantôt retardé, tantôt accéléré », ajoutent que dans beaucoup de cas on n'observe aucune influence spéciale de l'accouchement sur la maladie ni de la maladie sur l'accouchement, lequel se termine d'une façon tout à fait normale.

Jacquemier déclare négative l'influence des maladies aiguës sur la marche du travail, soit, dit-il, que les forces aient la même énergie, soit qu'elles rencontrent dans le col et le périnée moins de résistance. Et telle est aussi, quant à la rougeole, l'opinion de M. Gautier (de Genève).

La difficulté et les accidents du travail ne sont mentionnés dans aucun cas. Dans beaucoup d'autres nous trouvons le travail normal et la délivrance naturelle.

*Avortements.* — Les prodromes de l'avortement se sont manifestés dans cinq cas vers la fin de la rougeole.

3

Ce n'était ordinairement que un, deux ou trois jours après que l'avortement avait lieu, quelquefois la maladie terminée (Bourgeois).

*Accouchements prématurés.* — Au contraire, d'après cet auteur, l'accouchement prématuré se faisait dès le début de la fièvre et des symptômes graves. Les trois observations dues à M. Bourgeois l'avaient autorisé à admettre cette manière de voir, M. le D^r Hirigoyen a vu un cas semblable. (Voir 9°, accouchements prématurés.)

Mais dans quatre autres cas, l'accouchement prématuré a eu lieu en pleine période d'éruption. Ces quatre cas sont dus à Fabrice de Hilden, Ledel, Doléris et M. le D^r Hirigoyen.

Enfin M. Bleynie a vu une femme accoucher prématurément après cessation de l'exanthème. Le rapport entre la période de la rougeole et le moment de l'accouchement prématuré n'est donc pas constant ; la principale cause capable de faire varier ce rapport, c'est l'intensité de la fièvre. Or, dans la rougeole, la chute de la fièvre ne coïncide pas avec le début de l'éruption ; l'acmé tombe, non pas sur un des jours de la période d'invasion, mais en général sur le cinquième jour de la maladie (premier jour de l'éruption) ; et il n'est pas rare de voir la température se maintenir à plus de 40 degrés pendant vingt-quatre ou trente-six heures. On comprend donc facilement que la fièvre ait en quelque sorte ajourné l'accouchement prématuré au moment où elle-même est susceptible d'atteindre un degré de température suffisant pour le déterminer, c'est-à-dire à la période d'éruption.

*Accouchements à terme.* — Ils se sont faits, pendant la

période d'incubation, trois fois; la veille de l'éruption, deux fois; en pleine éruption, une fois; la rougeole depuis longtemps guérie, treize fois. La rougeole dans ces treize cas a été sans influence sur l'accouchement qui s'est accompli après la durée normale de la gestation, sans pouvoir être en rien accéléré ou retardé par la maladie. Il y aurait peut-être une réserve à faire pour l'accouchement à terme qui a eu lieu en pleine éruption; pour cette parturiente, l'invasion de la rougeole a commencé d'assez bonne heure pour que l'acmé de la fièvre coïncide avec les derniers moments de la grossesse; et cet accouchement, classé parmi les accouchements à terme, pourrait bien être en réalité un accouchement prématuré de quelque vingt-quatre ou quarante-huit heures.

Au sujet de l'avortement et de l'accouchement prématuré, il faut bien se souvenir que le fœtus enfermé dans le sein de sa mère a la fièvre quand sa mère a la fièvre; comme le dit Cazeaux, rappelant le résultat des recherches de Runge, il atteint plus facilement que sa mère le degré qui arrête le fonctionnement des organes. La température maternelle 41,5 équivaut à la mort du fœtus. La température maternelle 40,5 compromet très gravement son existence. La fièvre élevée, les symptômes d'asphyxie liés au catarrhe bronchique tiennent également sous leur dépendance la contractilité de la fibre utérine. Cette fibre utérine est alors mise en jeu pour expulser un produit déjà mort, ou du moins en souffrance.

Quant à l'influence de la rougeole sur les accouchements à terme, elle est évidemment nulle, fœtus et fibre utérine ayant, par le fait de la grossesse terminée, conjuré en temps utile l'apparition des symptômes graves de l'affection.

### Influence de la rougeole sur les suites de couches.

D'après Bohn, de Kœnigsberg, c'est principalement dans l'état puerpéral que la rougeole expose à de très grands dangers.

L'issue fatale serait même très prochaine, au dire de Schneider, qui a vu souvent la mort survenir « aussitôt » après l'accouchement chez les femmes qui avaient » avorté ».

Nægelé et Grenser croient au contraire la rougeole plus dangereuse au moment de la parturition qu'à toute autre époque.

C'est aussi l'opinion de Bourgeois. Levret, Gardien estiment le danger égal, qu'il s'agisse de femmes grosses ou de femmes nouvellement accouchées. « Si la rougeole, » dit Simpson, survient pendant la grossesse ou dans les » six ou huit jours qui suivent l'accouchement, elle est » toujours alarmante et fort souvent mortelle. Si elle ne » survient que dix ou quinze jours après les couches, » elle n'offre pas de danger sérieux. »

La rougeole ne saurait être mise en cause à propos de l'état des treize accouchées à terme citées par Grisolle, Cazeaux et Bourgeois, pour cette raison déjà connue qu'elles étaient guéries depuis plus ou moins longtemps de cette maladie qui avait éclaté pendant la grossesse sans en entraver le cours.

Dans les observations que nous avons rapportées, le silence est gardé quatre fois sur le sort des mères.

Deux fois la mort a été indépendante de la rougeole.

Neuf fois la guérison des femmes en couches a été facile; neuf fois lente et difficile.

Enfin, il y a eu mort quatre fois.

Le petit tableau suivant permet d'embrasser d'un coup d'œil le détail des nombres que nous venons de donner.

| | Silence des auteurs sur le sort des mères | Mort indépendante de la rougeole | Guérison | Guérison lente et difficile | Mort | Accouchements qui ont eu lieu en dehors de la rougeole |
|---|---|---|---|---|---|---|
| Avortements........ | » | » | » | 5 | 1 | » |
| Accouchements pré-maturés.......... | 2 | 1 | 3 | 4 | 2 | » |
| Accouchements à terme........... | » | 1 | 4 | » | 1 | 13 |
| Accouchements pré-maturés? ou à ter-me?............. | 2 | » | 2 | » | » | » |
| | 4 | 2 | 9 | 9 | 4 | 13 |

Chez les huit femmes ayant avorté ou accouché préma-turément dont parle M. Bourgeois, la maladie continua son cours, mais elles ne se rétablirent que peu à peu.

Neuf cas bénins seulement contre treize cas graves ne nous permettent pas de trancher en faveur de la négative la question de l'influence de la rougeole sur les suites de couches.

Néanmoins, nous observons que dans sept cas où l'épi-démie de rougeole fut très intense, la maladie a évolué pour son propre compte en suivant ses phases naturelles, et la guérison des suites de couches se faisant parallèle-ment à celle de la fièvre éruptive. Ces cas appartiennent à Hedrich, Adolphe Dumas, Champetier de Ribes et Hirigoyen.

M. Dumas dut pratiquer la version. M. Champetier de Ribes eut affaire à une rougeole à éruptions succes-sives; M. Hirigoyen, à une rougeole et à une scarlatine contemporaines, ce qui est la rubéole ou *Rotheln* des

Allemands. Les suites de couches n'en furent pas moins normales.

Disons en passant que cette dénomination de *rubéole* ou *Rotheln* est vicieuse, en ce sens qu'elle semble créer une entité morbide distincte, caractérisée par un exanthème hybride, avec phénomènes généraux morbillo-scarlatineux. Suivant les conclusions du D^r Bez (*Contemporanéité des fièvres éruptives*, thèse de Paris, 1877), « ces » faits d'exanthème hybride doivent rentrer parmi les » exemples de fièvres éruptives contemporaines. »

Dans le cas décrit par M. Hirigoyen, l'exanthème scarlatineux se montra le premier. Mais la rougeole fut l'affection primitive, quoique apparue en second lieu. C'est qu'en effet la durée très longue de l'incubation et des périodes de la rougeole permet à la scarlatine, qui, elle, évolue très rapidement, de parcourir toutes ses phases avant que la première de ces deux affections, bien antérieure, ait produit son exanthème propre. « Il » est ordinaire, dit M. Bez, d'observer la prédominance » de l'une en même temps que les symptômes généraux » de l'autre. Ce prétendu balancement organique tient » à la nature même des choses. »

Quant à l'éruption de miliaire que présenta la malade de M. Hirigoyen, éruption qui survint trois jours après celle de scarlatine, cette éruption de miliaire appartient, selon nous, à la scarlatine. Le D^r Legendre a démontré que la miliaire se rapporte à une scarlatine légitime et non à une entité morbide nouvelle, que M. Guéniot désigne sous le nom de *scarlatinoïde* et qui serait particulière à l'état puerpéral.

## Influence de la rougeole sur la santé de l'enfant.

Il ne saurait être question des produits des avortements.

Le petit tableau suivant nous permet de nous rendre
compte de ce que furent les enfants nés des accouchements prématurés et des accouchements à terme.

| | ENFANTS RUBÉOLEUX | | | | Enfants dont le sort est absolument ignoré | ENFANTS NON RUBÉOLEUX | | |
|---|---|---|---|---|---|---|---|---|
| | morts-nés | morts | guéris | ? | | morts-nés | morts | en bon état |
| Accouchements prématurés......... | » | 1 | 1 | 1 | 2 | 1 | 6 | » |
| Accouchements à terme faits en dehors de la rougeole. | » | » | » | » | 13 | » | » | » |
| Accouchements à terme ayant eu lieu pendant la rougeole | » | 1 | 3 | » | » | » | » | 2 |
| Accouchements à terme ? ou bien prématurés ?......... | » | 1 | 1 | 1 | » | » | 1 | » |
| | » | 3 | 5 | 2 | 15 | 1 | 7 | 2 |

Il n'y a rien à dire des treize enfants dont les mères
étaient guéries depuis longtemps de cette rougeole, qui
n'avait pas modifié la marche normale de la grossesse.

Le professeur Bohn (de Kœnigsberg) a recherché si
la rougeole maternelle confère à l'enfant l'immunité
contre cette fièvre éruptive; en d'autres termes, si l'enfant n'a point eu la rougeole dès le sein de sa mère,
rougeole de laquelle il aurait eu le temps, jusqu'à la
naissance, de guérir si complètement qu'à ce moment
il n'en offrît aucun symptôme. Le professeur Bohn a
observé la rougeole sur un enfant de neuf ans, dont
la mère avait été atteinte de l'affection morbilleuse pendant qu'elle était enceinte de lui. Elle était depuis com-

plètement guérie quand elle accoucha. Le fœtus avait
donc été indemne de la maladie de sa mère.

M. Gautier (de Genève) a constaté dans son observation
que l'enfant n'avait point pris la rougeole dont la mère
était atteinte. L'auteur a tendance à croire qu'il en est
ainsi le plus souvent. Cependant, sur vingt enfants assez
bien observés, nous en voyons dix naître avec la rougeole; la période d'incubation avait commencé pour eux
dès le sein maternel. Rosen, Rilliet et Barthez et Vogel
parlent aussi de nouveau-nés atteints de rougeole.

La rougeole fut mortelle pour trois des enfants; cinq
guérirent; on ne sait pas ce que devinrent les deux
autres.

Quant aux dix enfants qui n'eurent point la rougeole
à la naissance, huit moururent; deux seulement étaient
en bon état.

Contre l'opinion de MM. Chailly-Honoré, la rougeole
ne détermine pas fatalement la mort du fœtus dès le sein
de la mère; un seul enfant sur vingt est venu mort-né.
Il est vrai que dix autres n'ont survécu que peu de temps
à leur naissance et qu'un seul a guéri. Ce fait a lieu huit
fois dans des accouchements prématurés. M. Bourgeois
l'avait déjà annoncé : « L'enfant venait mort-né ou suc-
» combait quelques heures, quelques jours après la nais-
» sance. »

Au contraire, quand les accouchements se sont faits
à terme pour cinq enfants bien portants ou qui ont guéri
de la rougeole, il y a eu une seule mort.

Dans la mortalité qui a frappé huit enfants provenant
d'accouchements avant terme, il y aurait à tenir compte
de l'âge de la grossesse auquel ils sont nés. Il y a trop
de lacunes à cet égard dans nos observations pour que

nous puissions établir cette petite statistique. Cependant, nous retiendrons ce fait que le seul enfant qui n'ait pas succombé est venu à huit mois et demi. Des autres fœtus morts, les plus âgés avaient huit mois, les plus jeunes six mois et demi à sept mois.

Sur les cinq enfants qui guérirent de leur rougeole ou dont la santé se maintint en bon état, deux sont nés à la période d'incubation de la rougeole maternelle, deux la veille de l'éruption, un seul en pleine éruption.

C'est au contraire en pleine éruption, c'est-à-dire dans l'acmé de la fièvre et au milieu des symptômes graves de la maladie des parturientes que les accouchements de ceux qui succombèrent ensuite avaient eu lieu le plus souvent (six fois sur huit).

Les deux fois où les petites victimes vinrent au monde dès le début de l'invasion, elles parurent tout d'abord en assez bon état; ces deux enfants moururent douze jours seulement après leur naissance.

C'est donc en raison de l'état fébrile plus ou moins intense au moment de l'accouchement, que le pronostic de la rougeole des nouveau-nés peut varier de gravité. Hâtons-nous d'ajouter qu'en général ils sont très fâcheusement éprouvés par cette maladie, en raison de la condition prédisposante de l'âge.

### Influence de la grossesse et de l'état puerpéral sur la rougeole.

D'après Stoltz, Hippocrate a été trop loin en disant que les maladies aiguës sont mortelles chez la femme enceinte.

Gintrac (*Fièvres éruptives et exanthèmes aigus*) a écrit : « Les exanthèmes constituent ordinairement des mala- » dies graves chez la femme enceinte ou nouvellement

» accouchée. Cette remarque ne s'applique pas à la
» rougeole. »

M. Gautier, de Genève, conclut également, mais avec
réserve, comme il convient à un observateur en présence
d'un exemple unique, qu'aucun trouble n'est imprimé à
la rougeole par la grossesse et l'état puerpéral.

Sans être aussi affirmatif, M. Bourgeois établit, comme
règle générale, que chez les femmes dont la grossesse
n'est que de deux à cinq mois, « la maladie suit son
» cours ordinaire. »

Grisolle semble donc s'être trop avancé quand il déclare
l'existence d'une grossesse et l'état puerpéral des circonstances qui aggravent « toujours » le pronostic. Nous pour-
rions en dire autant de l'opinion de Simpson, qui admet
que la rougeole reçoit une aggravation de la grossesse
quelle que soit l'époque de celle-ci.

Grisolle a cité quatre exemples de rougeole n'ayant
pas exercé « la moindre perturbation appréciable » sur
la grossesse; il serait intéressant de savoir si, conformé-
ment à l'opinion de cet auteur, énoncée plus haut, l'état
de grossesse des quatre malades avait fâcheusement
influencé la marche de la rougeole, de façon à parcourir
ses périodes moins régulièrement et d'une manière moins
rapide que dans les circonstances ordinaires de la vie.

Nægelé et Grenser dénoncent la rougeole comme méri-
tant une attention particulière en tant qu'elle peut devenir
plus dangereuse au moment de la parturition qu'à toute
autre époque. Pour M. Bourgeois, la rougeole est d'autant plus grave que la grossesse est plus avancée.

Enfin Joulin reste hésitant devant la question. « L'ac-
» tion de la grossesse, dit-il, sur la rougeole n'a pas été
» suffisamment démontrée pour que je m'en occupe. »

Nous donnons le tableau suivant de l'influence que la grossesse et les suites de couches exercent sur la rougeole.

| | Nombre de cas où il n'est pas fait mention de l'influence de la grossesse et de l'état puerpéral sur la rougeole. | Mort indépendante | Guérison | Guérison lente et difficile | Cas où la rougeole a été mortelle |
|---|---|---|---|---|---|
| Avortements .......... | » | » | » | 5 | 1 |
| Accouchements prématurés .............. | 2 | 1 | 3 | 4 | 2 |
| Accouchements à terme. | 13 | 1 | 4 | » | 1 |
| Accouchements à terme? ou prématurés? ...... | 2 | » | 2 | » | » |
| | 17 | 2 | 9 | 9 | 4 |

Ces chiffres nous obligent à une extrême réserve. En effet, 17 fois sur 41 nous ne connaissons pas l'issue de la maladie; et 2 fois la mort a reconnu d'autres causes plus immédiates que les rapports de la grossesse et de l'état puerpéral avec la rougeole elle-même.

Nous restons donc en présence des faits suivants :

9 fois ces deux états auraient aggravé la rougeole;

4 fois ils l'auraient rendue mortelle; 9 fois seulement ils auraient été sans influence sur elle.

Les épidémies de rougeole chez les adultes varient d'intensité suivant une multitude de causes : saisons, lieux; densité des populations; longueur de l'intervalle entre deux épidémies; constitution du sujet; influences nosocomiales; génie épidémique; formes malignes de la maladie consistant dans l'exagération d'un des trois facteurs, fièvre, catarrhe, éruption.

Il y a donc lieu de se demander si les cas d'issue funeste ou grave de la maladie que nous avons rapportés, doivent être imputés uniquement à la grossesse et à l'état

puerpéral, ou bien s'ils ne retombent pas en réalité sur
une rougeole revêtant d'emblée par elle-même un carac-
tère fâcheux. C'est ainsi qu'en pleine épidémie morbilleuse, une des deux malades de M. Bleynie succombe à
l'asphyxie résultant de la bronchite générale. Il est à
regretter que dans la plupart des observations que nous
avons recueillies, les symptômes offerts par la rougeole
et les caractères de l'épidémie n'aient pas été notés.

Nous savons cependant que des femmes observées par
M. Bourgeois accouchèrent au milieu de symptômes
graves de rougeole. Et il est permis de se demander si ces
symptômes graves furent spéciaux aux femmes en couches et ne furent pas présentés par d'autres adultes. La
même question se pose pour l'observation de Fabrice de
Hilden, où la guérison fut lente et difficile, comme dans
les cas cités par M. Bourgeois.

M. Gautier, de Genève, a noté un cas de rougeole survenant chez une accouchée pendant une épidémie assez
bénigne. Ni la grossesse, ni l'état puerpéral n'exercèrent
d'influence funeste sur la maladie.

L'épidémie est intense dans cinq cas personnels, l'un
à Hedrich, les quatre autres à M. Hirigoyen; néanmoins
la guérison s'opéra facilement, indépendante soit de la
grossesse, soit de l'état de couches.

Dans l'observation due à M. Dumas, nous voyons l'influence de la grossesse se compliquer des chances d'une
manœuvre obstétricale. L'éruption a lieu dans les deux
jours qui suivent l'accouchement. La rougeole est intense
et malgré tout n'a point de suites fâcheuses.

En dehors de la question de pronostic, nous remar-
quons que la période d'incubation n'est pas plus longue
chez l'accouchée que chez tout autre sujet; cette durée

est de treize à quatorze jours dans les quatre exemples où ce calcul nous a été possible, et qui sont dus à MM. Dumas, Simpson, Gautier et Hirigoyen.

L'état de grossesse et de couches n'imprime à la marche normale et bénigne de l'exanthème morbilleux aucun trouble spécial; cette marche reste régulière comme celle de l'incubation.

# CONCLUSIONS

L'influence de la rougeole sur la durée de la grossesse paraît nulle dans les premiers mois de celle-ci (de deux à cinq mois) (Bourgeois).

Cette influence est d'autant plus grave que la grossesse approche de son terme. La durée de la grossesse est abrégée; l'avortement aurait lieu une fois; l'accouchement prématuré, deux fois.

Les prodromes de l'avortement se manifestent vers la fin de la rougeole (Bourgeois).

Les accouchements prématurés se font, en termes généraux, au milieu de la fièvre et des symptômes graves, que ces symptômes et cette fièvre éclatent dès le début de la maladie, ou bien en pleine période d'éruption.

L'influence de la rougeole sur les accouchements à terme, au point de vue du travail, est nulle, et cela tient à l'ordre même des choses.

L'influence de la rougeole sur les suites de couches est contestable.

Il n'est pas rare que les nouveau-nés soient atteints de rougeole; la rougeole de la mère compromet gravement la vie de l'enfant. Le fait est surtout vrai quand il s'agit d'accouchements prématurés. A terme ou presque à terme, le pronostic est moins grave.

Les enfants succombent d'autant plus rapidement

qu'ils sont nés au milieu d'une rougeole plus intense de leurs mères.

L'influence de la grossesse et de l'état puerpéral sur la rougeole n'est pas absolument prouvée; cette influence est probablement négative.

Vu l'état actuel de nos connaissances, nous n'avons émis les propositions précédentes qu'avec les plus grandes réserves.

Nous n'insistons pas sur la question des périodes de la rougeole, qui sont normales dans la grossesse et dans l'état puerpéral, ni sur les cas de fièvres éruptives contemporaines et de rechutes de rougeole, qui, au point de vue de notre sujet, sont jusqu'ici l'exception.

Bordeaux. — Imp. G. GOUNOUILHOU, rue Guiraude, 11.

# TABLE DES MATIÈRES

## CHAPITRE III

*Rougeole survenant dans la grossesse et dans l'état puerpéral*

www.ingramcontent.com/pod-product-compliance
Lightning Source LLC
Chambersburg PA
CBHW071338200326
41520CB00013B/3025